MW00508531

LA NUOVA DIETA PALEO PER PRINCIPIANTI TUTTE LE RICETTE PER L'ESTATE 2021

La guida completa sulla dieta Paleo, tutte le ricette create e pensate per l'estate, troverete tante nuove ricette dalla colazione al dolce che vi permetteranno di perdere peso in modo costante ed equilibrato.

Erika Lombardi

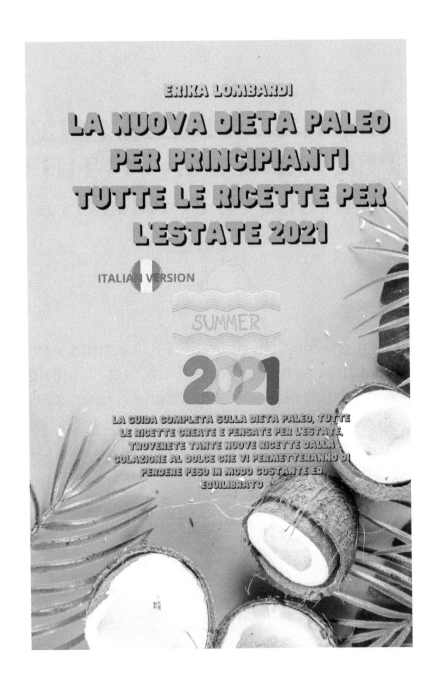

ERIKA LOMBARDI

LA NUOVA DIETA PALEO PER PRINCIPIANTI TUTTE LE RICETTE PER L'ESTATE 2021

ITALIAN VERSION

SUMMER

2021

LA GUIDA COMPLETA SULLA DIETA PALEO, TUTTE
LE RICETTE CREATE E PENSATE PER L'ESTATE,
TROVERETE TANTE NUOVE RICETTE DALLA
COLAZIONE AL DOLCE CHE VI PERMETTERANNO DI
PERDERE PESO IN MODO COSTANTE ED
EQUILIBRATO

Sommario

© Copyright 2021 di Erika Lombardi- Tutti i diritti riservati.

Il seguente Libro è riprodotto di seguito con l'obiettivo di fornire informazioni il più accurate e affidabili possibile. Indipendentemente da ciò, l'acquisto di questo Libro può essere visto come un consenso al fatto che sia l'editore che l'autore di questo libro non sono in alcun modo esperti sugli argomenti discussi all'interno e che eventuali raccomandazioni o suggerimenti che vengono fatti nel presente documento sono solo a scopo di intrattenimento. I professionisti dovrebbero essere consultati se necessario prima di intraprendere qualsiasi azione approvata nel presente documento.

Questa dichiarazione è considerata equa e valida sia dall'American Bar Association che dal Committee of Publishers Association ed è legalmente vincolante in tutti gli Stati Uniti.

Inoltre, la trasmissione, la duplicazione o la riproduzione di uno dei seguenti lavori, comprese informazioni specifiche, saranno considerati un atto illegale indipendentemente dal fatto che sia fatto elettronicamente o in stampa. Ciò si estende alla creazione di una copia secondaria o terziaria dell'opera o di una copia registrata ed è consentita solo con il consenso scritto espresso dell'editore. Tutto i diritti aggiuntivi sono riservati.

Le informazioni nelle pagine seguenti sono ampiamente considerate un resoconto veritiero e accurato dei fatti e, in quanto tali, qualsiasi disattenzione o uso improprio delle informazioni in questione da parte del lettore renderà tutte le azioni risultanti esclusivamente sotto la loro responsabilità. Non ci sono scenari in cui l'editore o l'autore originale di quest'opera possa essere in alcun modo ritenuto responsabile per eventuali difficoltà o danni che potrebbero accadere dopo aver intrapreso le informazioni descritte nel presente documento.

Inoltre, le informazioni nelle pagine seguenti sono destinate solo a scopi informativi e dovrebbero quindi essere coniate come universali. Come si addice alla sua natura, viene presentato senza garanzie per quanto riguarda la sua validità prolungata o la qualità provvisoria. I marchi menzionati sono fatti senza consenso scritto e non possono in alcun modo essere considerati un'approvazione da parte del titolare del marchio.

☆ *55% OFF for BookStore NOW at $ 30,95 instead of $ 41,95!* ☆

Summer is coming, and it's time to start dieting

for real, here you will find everything you need to

lose weight quickly and consistently; all recipes

have been created specifically for the summer

season recommended for both men and especially

for women, build your daily diet by choosing

from the many recipes from breakfast to dessert,

now you have no more excuses... Eat healthily

and get back to nature.

Buy is NOW and let your Customers get addicted to this amazing book!

Introduzione

Conosciamo meglio la dieta paleo

Si chiama paleo perché è una dieta che rispetta la nostra struttura fisica umana, sia interna che esterna, cosa significa.

Significa che mangiamo ciò che le nostre strutture fisiche (si pensi ai denti, alla mascella o alle mani per la caccia) ci permettono di fare stando a contatto con la natura. La Dieta Paleo prevede l'assunzione di alimenti in quantità e proporzioni simili a quelle che in natura un uomo potrebbe ottenere.

Il nome stesso evoca il significato: lo stile alimentare dell'uomo/donna paleo, cioè che viveva nell'era paleolitica. La paleo è una dieta che si basa principalmente sul consumo di frutta, verdura, semi, bacche, e in misura minore di carne di piccoli animali (come la lepre o il pesce).

Si chiama così perché vuole ricordare lo stile alimentare dell'uomo primitivo che viveva a contatto con la natura più selvaggia e meno contaminata dall'uomo.

Attenzione a non confondersi: la paleo non è una dieta basata sul consumo di carne e dei suoi derivati come troppo spesso si intende.

La Dieta Paleo è benefica in estate?

Partendo dal presupposto che la paleo è uno stile alimentare basato principalmente sul consumo di verdure, frutti selvatici e bacche, possiamo definire la paleo un ottimo approccio per la stagione estiva.

Perché? Perché in estate siamo più propensi a mangiare cibi crudi e freddi, perché il nostro fisico è più predisposto ad accettarli, visto l'aumento della temperatura esterna.

La dieta paleo più rigorosa non prevede nemmeno la cottura dei cibi. Sono ammesse le cotture rapide come il soffritto. Le cotture lunghe come il bollito, lo stufato o il forno sono da evitare, soprattutto in estate.

Questo stile alimentare è probabilmente ideale in estate perché ci permette di mangiare più facilmente verdura e frutta, data la grande quantità che la natura produce. È una buona occasione per disintossicarsi e liberarsi delle tossine in eccesso, dando al contempo un po' di riposo al nostro sistema digestivo.

In inverno, invece, è più facile mangiare cibi di natura calda, come cereali integrali, verdure stufate, proteine (pesce o carne) al forno.

A chi è consigliata la dieta paleo

Abbiamo detto che l'estate è la stagione ideale per seguire una dieta paleo. Ci sono tipi di costituzioni fisiche che beneficiano maggiormente di una dieta paleo.

In particolare, le persone che:

- soffrono di ritenzione idrica
- hanno una digestione lenta
- sono più spesso fredde che calde
- tendono ad avere mani e piedi freddi
- tendono ad avere la pelle secca
- sono molto rossi in viso o, al contrario, molto pallidi con segni sotto gli occhi

In generale, possiamo dire che tutte le costituzioni traggono beneficio da una dieta paleo: essendo uno stile alimentare molto diverso da quello seguito dalla maggior parte delle persone, sarebbe già vantaggioso seguirla proprio per due mesi all'anno, per permettere al corpo una maggiore eliminazione delle tossine. L'estate è certamente il momento migliore.

In questo libro di cucina, ho incluso molte ricette che vanno dalla colazione al dessert; tra i primi e i secondi, quello che devi fare è scegliere una ricetta per ogni piatto e costruire la tua personale dieta quotidiana; con questo libro, avrai l'imbarazzo della scelta...

Mangia sano e torna alla natura.

COLAZIONE PALEO

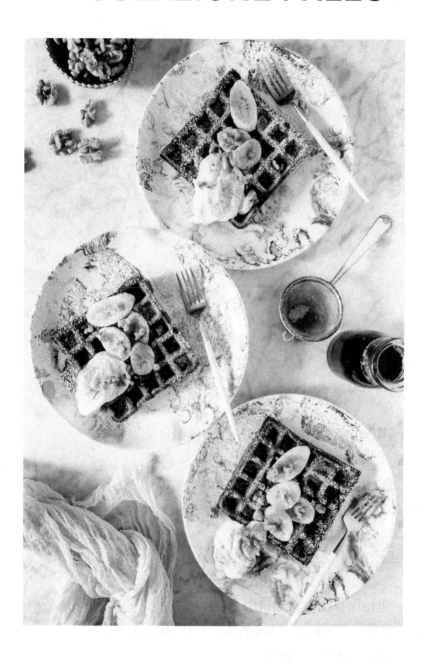

Frittelle di cocco e acero

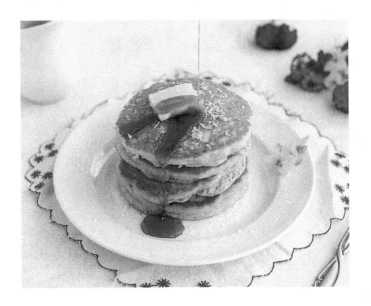

Porzioni: 4
Tempo di cottura: 16 minuti
Ingredienti:

4 uova allevate al pascolo e ruspanti
1 tazza di puro latte di cocco
1/2 tazza di sciroppo d'acero puro
2 cucchiaini di puro estratto di vaniglia
1/2 tazza di farina di cocco
1 cucchiaino di bicarbonato di sodio
1/2 tazza di mandorle tritate
1/4 cucchiaino di cannella in polvere
1/2 cucchiaino di sale marino non raffinato
olio di cocco per ungere

1 tazza di mirtilli

Indicazioni:

Sbatti insieme le uova, il latte di cocco, un cucchiaio di sciroppo d'acero e la vaniglia in una ciotola capiente.
Sbatti insieme la farina di cocco, il bicarbonato di sodio, le mandorle tritate, la cannella e il sale in un'altra ciotola. Aggiungere la miscela di farina alla miscela di uova e sbattere per circa 1 minuto per amalgamare.
Lascia riposare la pastella per circa 2 minuti.
Ungere una padella media con olio di cocco, quindi posizionare la padella a fuoco medio-basso.
Versare la pastella sulla padella, circa 3 cucchiai per ogni pancake. Rosolare per circa 2-3 minuti per lato.
Servire caldo e guarnire ogni pancake con 1 cucchiaio di sciroppo d'acero e mirtilli.

Biscotti alle erbe di Provenza

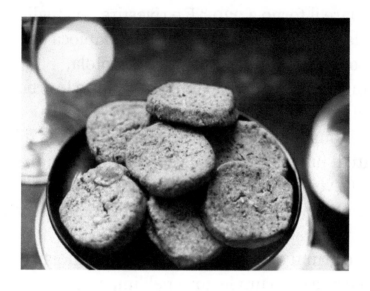

Porzioni: 4
Tempo di cottura: 20 minuti
Ingredienti:

3/4 tazza di farina di tapioca
1/2 cucchiaino di bicarbonato di sodio
2 1/2 tazze di farina di mandorle sbollentate
1/2 cucchiaino di sale marino fino
1 cucchiaio di erbe di Provenza
5 cucchiai di burro non salato freddo
3 uova grandi, sbattute

Indicazioni:

Riscaldare il forno a 330 ° F e rivestire una teglia con carta da forno. Setacciare la farina di tapioca e il bicarbonato di sodio in una grande ciotola.
Aggiungere la farina di mandorle, il sale e le erbe aromatiche e mescolare per unire.
Taglia il burro in 1 cucchiaio da tavola. Aggiungi i panetti di burro nella ciotola con gli ingredienti secchi (o versa il burro chiarificato o l'olio di cocco nella ciotola usando un cucchiaio dosatore). Usando due coltelli, taglia il grasso nell'impasto fino a formare grumi delle dimensioni di una pillola.
Incorporare con cura le uova nell'impasto con una spatola, versando circa un terzo delle uova sbattute alla volta.
Usando un cucchiaio da portata, versa l'impasto sulla teglia preparata in cumuli da 2 pollici, posizionati a 2-3 pollici di distanza.
Cuocere per circa 10 minuti o fino a doratura.
Lasciate raffreddare i biscotti sulla teglia per 10 minuti prima di servire.

Hash di granchio con uova in camicia

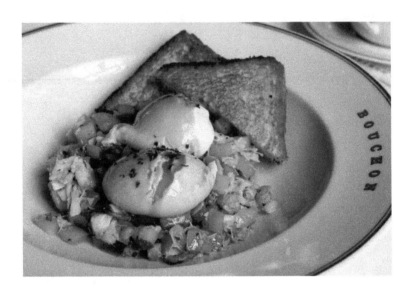

Porzioni: 4
Tempo di cottura: 20 minuti
Ingredienti:

3 tazze di patate dolci a fette (circa 3 medie)
2 cucchiai di aceto di mele
1/4 di tazza di burro non salato, burro chiarificato o olio di cocco
sale marino fino e pepe nero macinato
2 cucchiai di scalogno tritato finemente
2 cucchiaini di aglio tritato
2 cucchiai di cipolla verde tritata
2 tazze di spinaci freschi ben confezionati

1/2 libbra di pomodorini, tagliati a metà
12 once di polpa di granchio cotta, scolata
8 uova grandi
1 ricetta salsa olandese, per servire
1 cucchiaino di paprika macinata per guarnire

Indicazioni:

Scalda qualche centimetro d'acqua sul fondo di una
pentola a vapore a fuoco medio.
Quando l'acqua bolle, mettete le patate dolci nel
cestello della vaporiera e coprite. Cuocere a vapore le
patate dolci fino a renderle leggermente morbide ma
non cotte, circa 8-10 minuti. Togli le patate dalla
vaporiera e mettile da parte.
Preparare l'acqua per cuocere le uova: portare 3 tazze
di acqua e l'aceto di mele a ebollizione in una grande
casseruola a fuoco medio.
Mentre l'acqua sta arrivando a ebollizione, preparare
l'hashish: sciogliere il grasso in un soffritto in una
padella a fuoco medio. Aggiungere le patate dolci
parzialmente cotte e un pizzico di sale e pepe e
rosolare per 1 minuto. Aggiungere gli scalogni e
cuocere per ancora 1 minuto. Aggiungere l'aglio, il
cipollotto, gli spinaci e i pomodori nella padella e
rosolare per 2 minuti. Tagliare la polpa di granchio e
aggiungerla alla padella e far rosolare per un altro
minuto per riscaldare. Metti da parte l'hashish e copri
per tenerlo al caldo.

Rompi 1 uovo in una piccola ciotola, quindi lascialo cadere delicatamente nella casseruola con l'acqua bollente. Ripeti fino a quando tutte le uova sono nell'acqua.

Cuocere le uova per 1 o 2 minuti fino a quando gli albumi sono sodi e opachi ei tuorli iniziano a rassodarsi ma ancora gocciolanti.

Porziona l'hashish di granchio su 4 piatti. Rimuovere le uova dall'acqua una alla volta con un mestolo forato, picchiettare il cucchiaio su un asciugamano pulito per rimuovere l'acqua in eccesso e posizionare due uova su ciascuna porzione di hash.

Versare la salsa olandese sopra le uova e l'hashish.

Ricopri ogni piatto con cipolla verde tritata, paprika e un pizzico di sale e pepe.

Frittata di patate dolci fritte

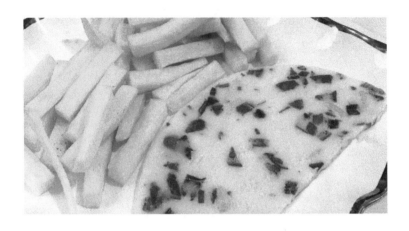

Porzioni: 4
Tempo di cottura: 10 minuti
Ingredienti:

1 cucchiaio di olio di cocco
1 ricetta patatine fritte perfette di patate dolci appena
cotte
8 uova grandi, sbattute
sale marino fino e pepe nero macinato
¼ di tazza di coriandolo fresco tritato

Indicazioni:

Sciogliere il grasso in una padella larga a fuoco
medio.

Aggiungere le patate dolci fritte nella padella e versarvi sopra le uova. Condire abbondantemente il composto di uova con sale e pepe.

Sollevare i bordi della frittata con una spatola e inclinare leggermente la padella per far scorrere l'uovo crudo sotto la frittata e cuocere sul fondo della padella.

Continua questo processo fino a quando la frittata è completamente cotta, da 8 a 10 minuti.

Cospargere il coriandolo sopra la frittata e farla scorrere su un piatto.

Servire la frittata a colazione o come contorno appetitoso.

Uova alla Fiorentina

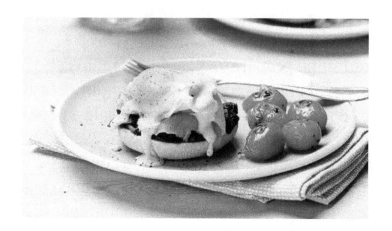

Porzioni: 4
Tempo di cottura: 10 minuti
Ingredienti:

2 cucchiai di aceto di mele
2 cucchiai di olio di cocco
8 tazze di spinaci freschi ben confezionati
1/4 tazza di basilico fresco tritato
sale marino fino e pepe nero macinato
2 pomodori grandi, tagliati in 8 rondelle
8 uova grandi
1 ricetta salsa olandese per servire
1 cucchiaino di paprika per guarnire

Indicazioni:

Unisci 3 tazze di acqua e l'aceto in una casseruola e porta a ebollizione a fuoco medio.

Nel frattempo preparare gli spinaci: in una padella soffriggere il burro a fuoco medio. Aggiungere gli spinaci e il basilico con un pizzico di sale e pepe e rosolare fino a quando sono appassiti. Trasferire il composto di spinaci in una ciotola e coprire per tenere la guerra. Riportare la padella a fuoco basso e aggiungere le fette di pomodoro. Cospargere di sale e pepe e cuocere per 1 minuto su ogni lato, o fino a quando non saranno leggermente dorati. Metti da parte i pomodori.

Rompi 1 uovo in una piccola ciotola di plastica, quindi lascialo cadere delicatamente nella casseruola con l'acqua bollente. Ripeti fino a quando tutte le uova sono nell'acqua. Cuocere per 1 o 2 minuti fino a quando i bianchi sono sodi e opachi ei tuorli sono leggermente sodi ma ancora semiliquidi.

Mettere 2 fette di pomodoro su ogni piatto e guarnire con gli spinaci. Rimuovere le uova una ad una con una schiumarola e picchiettarle su un panno asciutto e pulito per eliminare l'acqua in eccesso. Metti un uovo sopra ogni base di spinaci e pomodoro.

Guarnire le uova con la salsa olandese e la paprika. Condite con un pizzico di sale e pepe, servite e gustate.

Frittata di bietole e aglio

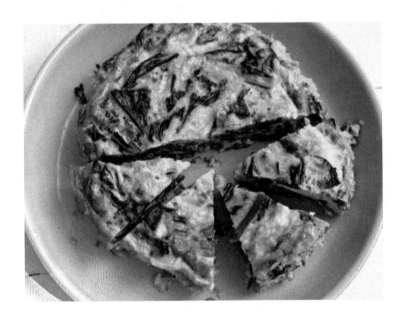

Porzioni: 4
Tempo di cottura: 10 minuti
Ingredienti:

1 mazzetto di bietole
3 cucchiai di olio di cocco
1/2 tazza di cipolla bianca a dadini
1 cucchiaino di aglio tritato
sale marino fino e pepe nero macinato
1 cucchiaino di paprika
6 uova grandi

Indicazioni:

Preriscaldare il forno a 330 ° F e ungere una pirofila da 2 quarti.

Separare le foglie della bietola dai gambi.

Tagliate le foglie a pezzetti e lavatele molto bene, assicurandovi che non rimangano residui di sabbia.

Scalda qualche centimetro d'acqua in una pentola a vapore a fuoco medio-alto. Cuoci le bietole al vapore per 5 minuti, quindi rimuovi la vaporiera dal fuoco.

Spremi l'acqua in eccesso dalla bietola e mettila da parte.

In una padella soffriggere il grasso a fuoco medio e aggiungere la cipolla e cuocere per circa 4 minuti.

Aggiungere l'aglio, un pizzico di sale e pepe, la paprika e rosolare il composto per 1 minuto ancora.

Aggiungere la bietola al vapore nella padella e rosolare per 2 minuti o finché non appassisce.

Sbattete le uova in una ciotola media e conditele con un pizzico di sale e pepe.

Trasferire il composto di bietole nella teglia preparata. Versare le uova sul composto, assicurandosi che coprano le bietole in modo uniforme.

Mettere la pirofila in forno e cuocere per 10 minuti, finché le uova non saranno sode. Affetta e servi.

Hamburger salata per la colazione

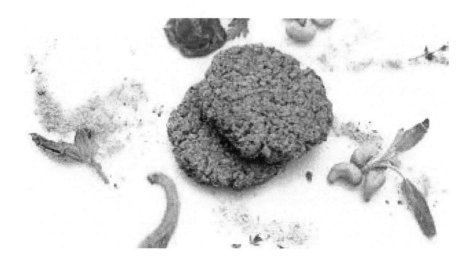

Porzioni: 4
Tempo di cottura: 10 minuti
Ingredienti:

1 libbra di carne macinata a scelta
2 cucchiaini di cumino macinato
1 cucchiaino di paprika
1/2 cucchiaino di sale marino accettabile
1/4 cucchiaino di pepe nero macinato

Indicazioni:

Unisci la carne e i condimenti in una ciotola capiente.
Mescolare bene con le mani e formare delle polpette
da 2 pollici.
Riscalda una padella a fuoco medio. Metti le polpette
nella padella, distanziate uniformemente, e cuocile
per 3-4 minuti su ciascun lato.

Frittata di cumino e cavolfiore

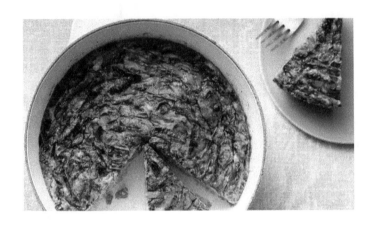

Porzioni: 4
Tempo di cottura: 10 minuti
Ingredienti:

1 cavolfiore a testa media
2 cucchiai di olio di cocco
2 cucchiaini di aglio tritato
1 tazza di pomodorini, tagliati a metà
sale marino fino e pepe macinato
2 cucchiai di coriandolo fresco tritato
2 cucchiaini di cumino macinato
6 uova grandi

Indicazioni:

Preriscalda il forno a 350 ° F.

Tagliate il cavolfiore a piccole cimette; scartare il torsolo.

Metti il cavolfiore nella parte superiore di una pentola a vapore con qualche centimetro d'acqua sul fondo.

Cuoci il cavolfiore a fuoco medio per circa 10 minuti, finché non sarà leggermente morbido ma ancora sodo.

Sciogliere il grasso in un'ampia padella adatta al forno a fuoco medio. Soffriggi l'aglio per 1 minuto nel burro.

Aggiungere i pomodori alla padella e far rosolare per 2 o 3 minuti, finché non si ammorbidiscono.

Aggiungere un pizzico di sale e pepe, il coriandolo e il cumino nella padella e mescolare per unire.

Aggiungere il cavolfiore scolato nella padella e condire con un pizzico di sale e pepe. Soffriggi il composto di cavolfiore e pomodoro per altri 2 minuti per far fondere i sapori.

In una piccola ciotola di plastica sbattete le uova con un pizzico di sale e pepe. Versare le uova sbattute nella padella, coprendo uniformemente le verdure e cuocere per 1 minuto senza mescolare.

Mettere la teglia nel forno e cuocere per 10 minuti, fino a quando le uova non saranno cotte.

Accendi il forno per cuocere alla griglia per dorare la parte superiore delle uova per 1 minuto.

Sfornare la padella e affettare la frittata a spicchi.

Frullato di melograno e mirtilli

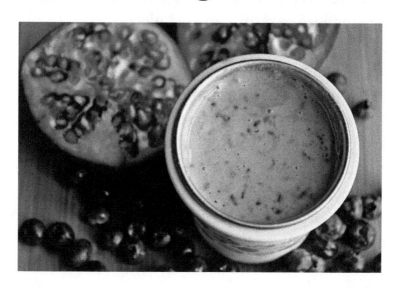

Porzioni: 4
Tempo di cottura: 0 minuti
Ingredienti:

2 tazze di latte di cocco intero in scatola
1 tazza di semi di melograno
1 cucchiaio di scorza d'arancia grattugiata
2 tazze di mirtilli congelati
1 cucchiaio di miele
2 cucchiai di gelatina di manzo nutrita con erba

Indicazioni:

Mettere il latte di cocco ei semi di melograno in un frullatore e frullare fino a ottenere un composto quasi omogeneo (ci saranno ancora piccoli pezzetti di seme).

Versate il composto attraverso un colino a rete posto sopra una ciotola, premendo contro i semi per estrarre quanto più liquido possibile. Getta i semi. Risciacqua il frullatore. Versare nuovamente la miscela di cocco e melograno filtrata nel frullatore e aggiungere l'acqua di rose, i mirtilli e il miele.

Frulla ancora qualche secondo, aggiungi la gelatina e continua a frullare fino a ottenere un composto omogeneo. Versare in due bicchieri da 8 once e gustare.

Frittelle di fiori d'arancio

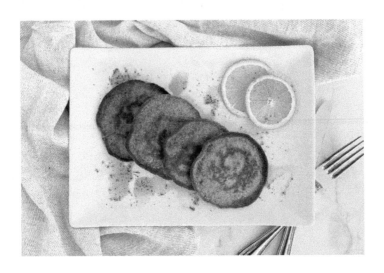

Porzioni: 4
Tempo di cottura: 10 minuti
Ingredienti:

2 cucchiai di farina di cocco

1/2 cucchiaino di bicarbonato di sodio

1/4 cucchiaino di noce moscata macinata

2 cucchiai di farina di anacardi o farina di mandorle

4 uova grandi

3/4 di tazza di latte di cocco intero in scatola

2 cucchiaini di acqua di fiori d'arancio

1/2 cucchiaino di aceto di mele

2 cucchiaini di miele

2 cucchiai di burro non salato, burro chiarificato

frutta a fette a scelta, per servire

Indicazioni:

Setacciare la farina di cocco, il bicarbonato di sodio e la noce moscata in una grande ciotola. Aggiungere la farina di anacardi e frullare per amalgamare.

In un'altra ciotola, sbatti insieme le uova, il latte di cocco, l'acqua di fiori d'arancio, l'aceto e il miele, se lo usi. Aggiungi i due composti insieme e frusta fino a che liscio.

Sciogliere il grasso in una padella grande e alta a fuoco medio. Versare circa 1/4 di tazza di pastella per pancake nella padella calda, lasciando spazio per la diffusione. Cuocere ogni pancake per 3 minuti, quindi capovolgerlo e cuocere per altri due minuti sul lato opposto. Trasferisci i pancake cotti su un piatto e coprili per tenerli al caldo mentre cuoci il resto dei pancake.

Completare con la frutta a fette e gustare.

ANTIPASTI PALEO

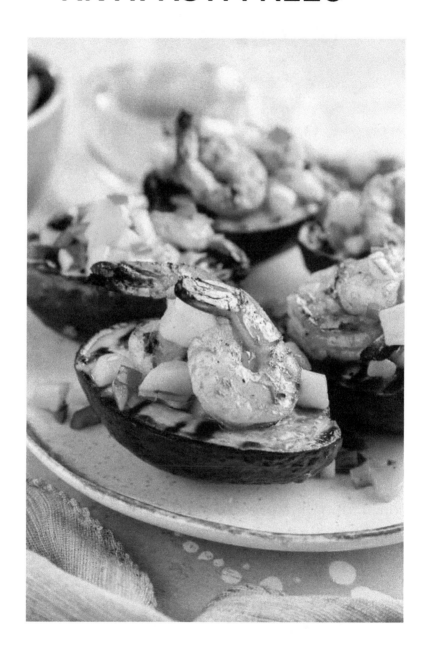

Hummus di cavolfiore all'aglio

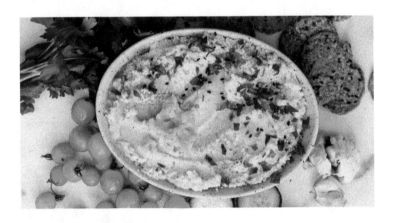

Porzioni: 4
Tempo di cottura: 30 minuti
Ingredienti:

1 testa d'aglio
6 cucchiai di olio extravergine di oliva, divisi
6 tazze di fiori di cavolfiore (1 testa grande)
2 cucchiai di tahini (pasta di semi di sesamo)
1 cucchiaio di succo di limone
1 cucchiaino di cumino macinato
1 cucchiaino di paprika
sale marino fino e pepe nero macinato

Indicazioni:

Preriscalda il forno a 350 ° F.

Fate rosolare l'aglio in una piccola pirofila di vetro e fatelo rosolare in forno per 35 minuti.

Metti le cimette di cavolfiore in una pentola a vapore con diversi pollici di acqua a fuoco medio-alto.

Cuoci a vapore il cavolfiore finché non è cotto e diventa tenero ma non pastoso, per circa 8 minuti. Scolare il cavolfiore e metterlo in una planetaria.

Spremi 4-6 spicchi d'aglio arrostiti dalla buccia e nel robot da cucina.

Conserva il resto dell'aglio arrosto per un altro uso, ad esempio per guarnire la pizza.

Aggiungi il tahini, il succo di limone, i restanti quattro cucchiai di olio d'oliva, il cumino, la paprika e un pizzico di sale e pepe nel mixer. Frullare il composto fino a che diventa liscio.

Regolare i condimenti a piacere e raffreddare prima di servire se lo si desidera.

Insalata di Tabouli

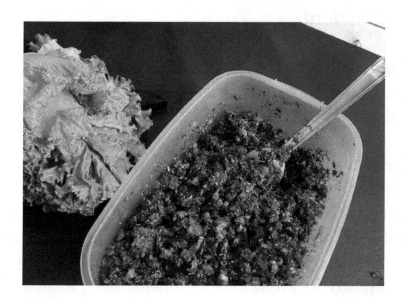

Porzioni: 4
Tempo di cottura: 10 minuti
Ingredienti:

4 pomodori Roma
1 cetriolo grande
1 cipolla rossa media, tagliata a dadini
1 ricetta Couscous di cavolfiore

PER LA CONDIMENTO
1/4 tazza di menta fresca tritata
1/2 tazza di prezzemolo fresco tritato
3 cucchiai di succo di limone
1/4 tazza di olio extravergine di oliva

sale marino fino e pepe nero macinato

Indicazioni:

Tagliate i pomodori, privateli del nocciolo e dei semi e tagliateli a cubetti. Pelare il cetriolo, tagliarlo a metà nel senso della lunghezza, eliminare i semi e tagliarlo a cubetti.

Metti la cipolla, il cetriolo, i pomodori e il cuscus di cavolfiore in una ciotola capiente.

In una piccola ciotola di plastica, sbatti insieme la menta, il prezzemolo, il succo di limone, l'olio d'oliva e un pizzico di sale e pepe. Versare il condimento sul composto di cavolfiore e mescolare bene. Regola il condimento a piacere.

Lasciare raffreddare per 30 minuti, se lo si desidera, prima di servire

Insalata di barbabietole e carote

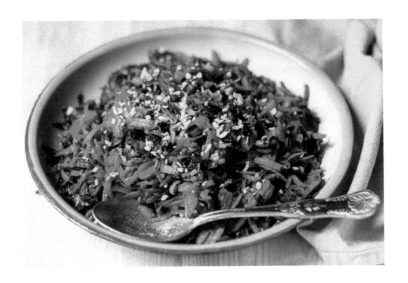

Porzioni: 4
Tempo di cottura: 10 minuti
Ingredienti:

5 barbabietole rosse medie
5 carote medie
1/4 tazza di aceto di mele
1/4 tazza di olio extravergine di oliva
1/2 cucchiaino di sale marino fino
1/4 cucchiaino di pepe nero macinato
1 tazza di coriandolo fresco tritato, per guarnire

Indicazioni:

Mettere le barbabietole con la buccia in una grande casseruola piena d'acqua per due terzi. Portare a ebollizione a fuoco medio-alto e far bollire le barbabietole per 20-25 minuti, finché la forcella non diventa tenera.

Nel frattempo, sbucciare e affettare le carote in cerchi di 1/2 pollice, quindi lessarle fino a renderle leggermente morbide ma ancora sode, circa 5 minuti. Scolare le carote cotte e metterle da parte.

Sciacquare le barbabietole bollite sotto l'acqua corrente fredda, lasciando che le bucce scivolino via facilmente tra le mani. Taglia le barbabietole a pezzetti.

Disporre le carote sul bordo di un piatto da portata, quindi posizionare le barbabietole al centro.

Mescolare in una piccola ciotola l'aceto, l'olio d'oliva, il sale e il pepe e versare il condimento sulle verdure. Cospargi il coriandolo.

Servire caldo, a temperatura ambiente o freddo.

Insalata di patate dolci

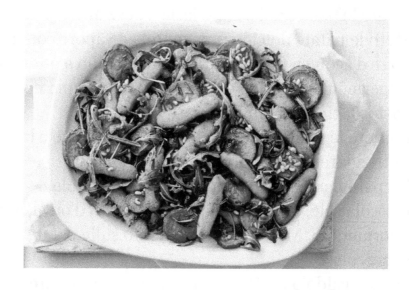

Porzioni: 4
Tempo di cottura: 10 minuti
Ingredienti:

4 patate dolci medie
1/2 cucchiaino di sale marino fino
1/2 cucchiaino di pepe nero macinato
1/2 tazza di cipolla rossa tritata
1 cucchiaino di zenzero macinato
1/4 tazza di olio extravergine di oliva
2 cucchiai di aceto di mele
¼ di tazza di coriandolo fresco tritato

Indicazioni:

Pelare le patate dolci e tagliarle a pezzetti.

Metti le patate dolci in una pentola a vapore con 3 tazze d'acqua a fuoco medio. Cuocere fino a quando leggermente morbido o tenero a forchetta ma non pastoso, circa 10 minuti.

Mettere le patate dolci in una ciotola di vetro e lasciar raffreddare per 5 minuti.

Prepara il condimento: in una piccola ciotola, mescola sale, pepe, cipolla, zenzero, olio d'oliva, aceto e coriandolo. Mettere il condimento sulle patate dolci e mescolare.

Servire caldo o freddo per 1 ora prima di servire.

Capesante-indivia con avocado

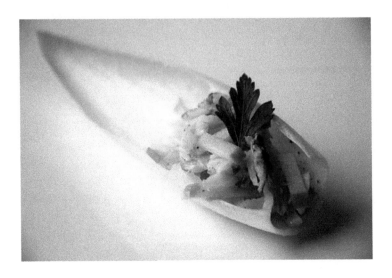

Porzioni: 4
Tempo di cottura: 15 minuti
Ingredienti:

1 libbra di capesante fresche o congelate

1-2 cucchiaini di Condimento Cajun

24 foglie di indivia di medie e grandi dimensioni (da 3 a 4 teste di indivia)

1 avocado maturo, sbucciato, privato dei semi

1 peperone rosso o arancione, tritato finemente

2 cipolle verdi, tritate

2 cucchiai di succo di lime fresco

1 cucchiaio di olio extravergine d'oliva

Indicazioni:

Scongelare le capesante, sciacquarle e asciugarle con carta assorbente.

In una ciotola media, condisci le capesante con il condimento cajun; mettere da parte.

Disporre le foglie di indivia su un grande piatto da portata.

In una ciotola di plastica media, mescola delicatamente l'avocado, il peperone dolce, le cipolle verdi e la vinaigrette agli agrumi.

Mettete un cucchiaio sulle foglie di indivia.

In una padella, scaldare l'olio d'oliva a fuoco medio, quindi aggiungere le capesante; cuocere per 1 o 2 minuti o fino a quando non sarà opaco, mescolando spesso.

Distribuire le capesante sulla miscela di avocado su foglie di indivia.

Servire subito e raffreddare fino a 2 ore.

Involtini di manzo vegetariano

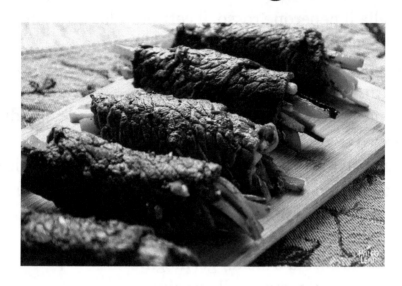

Porzioni: 4
Tempo di cottura: 10 minuti
Ingredienti:

1 peperone dolce rosso piccolo, con gambo, tagliato a
metà e senza semi
2 pezzi di cetriolo da 3 pollici, tagliati a metà nel
senso della lunghezza e senza semi
2 carote da 3 pollici, sbucciate
½ tazza di germogli di ravanello
1 libbra di filetto di roast beef avanzato o altro roast
beef avanzato, refrigerato
1 avocado seminato e tagliato in 12 fette
salsa chimichurri

Indicazioni:

Taglia il peperone rosso, il cetriolo e la carota in pezzi lunghi della dimensione di un fiammifero.

Affettare sottilmente il roast beef (vi serviranno 12 fette).

Se necessario, tagliare le fette per ottenere pezzi di circa 4 × 2 pollici.

Per ogni avvolgimento, su un piano di lavoro pulito e asciutto, disporre 4 fette di manzo in un unico strato.

Al centro di ogni pezzo mettere una fetta di avocado, un pezzo di peperone rosso, un pezzo di cetriolo, un pezzo di carota e alcuni germogli.

Arrotolare il manzo sulle verdure.

Posizionare gli involucri su un vassoio, con i lati delle cuciture rivolti verso il basso (fissare gli involucri con stuzzicadenti se necessario).

Ripeti due volte per ottenere 12 giri in totale.

Servire con Salsa Chimichurri per immersione.

Insalata di cetrioli e pomodori alla menta

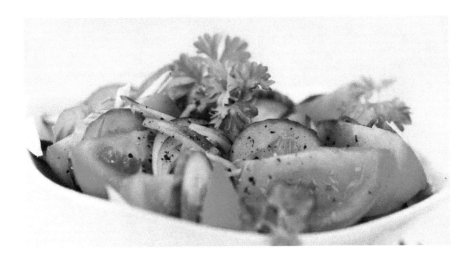

Porzioni: 4
Tempo di cottura: 10 minuti
Ingredienti:

2 cetrioli medi
2 pomodori Roma
1/2 tazza di yogurt bianco (facoltativo)
2 cucchiai di olio extravergine d'oliva
1 cucchiaino di aglio tritato
2 cucchiai di menta fresca tritata
sale e pepe nero qb
2 cucchiai di succo di limone

Indicazioni:

Pulite i cetrioli, tagliateli a metà nel senso della lunghezza e privateli dei semi. Tagliare a metà i pomodori, privarli dei semi e scartarli.
Taglia i cetrioli e i pomodori a cubetti.
Unisci tutti gli ingredienti in un'insalatiera e mescola.
Se lo si desidera, raffreddare l'insalata per 1 ora prima di servire.

Insalata Jicama con vinaigrette agli agrumi

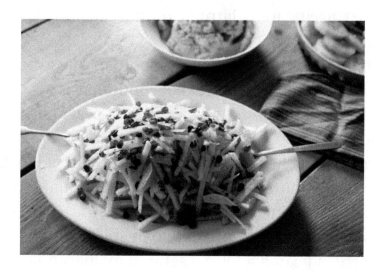

Porzioni: 4
Tempo di cottura: 10 minuti
Ingredienti:

1 testa di lattuga al burro
6 once di jicama
1 mandarino
1/2 tazza di semi di melograno

PER LA CONDIMENTO

2 cucchiai di olio extravergine d'oliva
1/4 tazza di succo d'arancia

sale e pepe nero macinato qb

Indicazioni:

Lavare e asciugare la lattuga, quindi tagliarla a pezzetti.
Sbatti gli ingredienti del condimento in una grande ciotola e condisci la lattuga nel condimento.
Impilare la lattuga su due piatti, con i pezzi più grandi sul fondo.
Sbucciare la pelle dura dalla jicama con un pelapatate e affettarla molto sottile con un coltello affilato, una mandolina o un pelapatate.
Pelate il mandarino e dividetelo in spicchi.
Disporre la jicama a fette, i semi di melograno e gli spicchi di mandarino sopra la lattuga condita.

ZUPPE PALEO

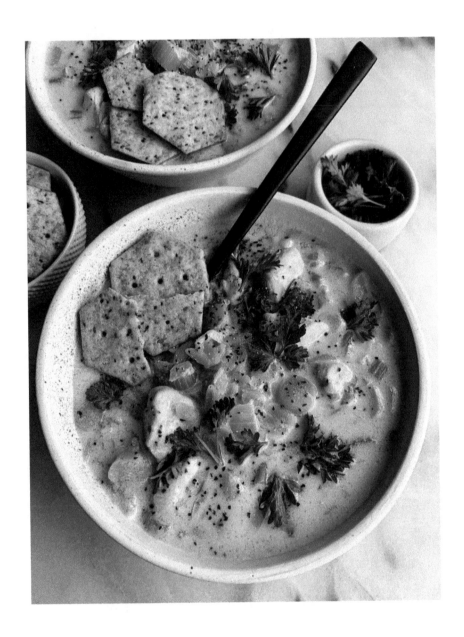

Zuppa di cavolfiore al cumino

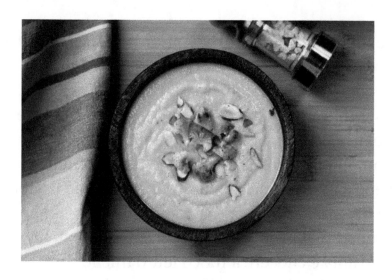

Porzioni: 4
Tempo di cottura: 10 minuti
Ingredienti:

1 cavolfiore a testa grande
4 cucchiai di olio di cocco
1 cipolla bianca media, tritata
2 cucchiaini di aglio tritato
2 cucchiaini di cumino macinato, più altro per guarnire
1 cucchiaino di peperoncino in polvere
sale marino fino e pepe nero macinato
4 tazze di brodo di pollo
olio extravergine di oliva per guarnire

Indicazioni:

Sciacquare le cimette di cavolfiore, scolarle e metterle da parte.

Sciogliere 2 cucchiai di grasso in una grande casseruola a fuoco medio. Aggiungere la cipolla e rosolarla per 2 o 3 minuti. Aggiungere l'aglio, il cumino, il peperoncino in polvere e un pizzico di sale e pepe e rosolare per circa 1 minuto, finché la cipolla non diventa traslucida.

Aggiungere il brodo di pollo e il cavolfiore nella casseruola e cuocere a fuoco lento finché sono teneri, circa 10 minuti. Incorporare i restanti 2 cucchiai di grasso.

Frulla la zuppa con un frullatore ad immersione fino a renderla cremosa, o frullala in un frullatore o un robot da cucina in lotti. Regola i condimenti a piacere.

Versare la zuppa in quattro ciotole e guarnire ciascuna con una spolverata di cumino e un filo d'olio d'oliva.

Zuppa di cavolo e polpette

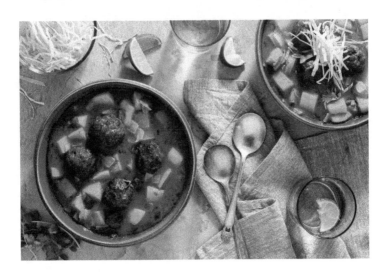

Porzioni: 4
Tempo di cottura: 40 minuti
Ingredienti:

PER LA ZUPPA
1 cavolo cappuccio grande (circa 2 libbre)
3 cucchiai di burro non salato, burro chiarificato o olio di cocco
2 cipolle bianche medie, tagliate a dadini
2 cucchiaini di aglio tritato
1-2 cucchiaini di peperoncino in polvere
1 cucchiaio di cumino macinato
1 cucchiaino di paprika
sale marino fino e pepe nero macinato

4 tazze di brodo di manzo
1/2 tazza di coriandolo fresco tritato

LE POLPETTE:
2 libbre di carne macinata
sale marino fino e pepe nero macinato
1 cucchiaio di aglio in polvere
2 cucchiai di coriandolo fresco tritato
2 cucchiaini di cumino macinato

Indicazioni:

Tagliate il cavolo cappuccio a listarelle sottili e
mettete da parte.
Prepara le polpette:
Unisci la carne di manzo, un pizzico di sale e pepe,
l'aglio in polvere, il coriandolo e il cumino in una
grande ciotola di plastica e mescola bene con le mani.
Formare il composto di carne in palline da 1 pollice e
mettere da parte.
Prepara la zuppa:
Scagliare il grasso in una pentola a fuoco medio,
quindi aggiungere le cipolle e l'aglio e cuocere per 2
minuti. Aggiungere il peperoncino in polvere, il
cumino, la paprika e un pizzico di sale e pepe.
Soffriggere il composto di cipolle per circa 2 minuti,
quindi aggiungere il cavolo cappuccio a fette.

Continua a cuocere finché il cavolo non inizia ad ammorbidirsi, circa 5 minuti.

Aggiungere il brodo e le polpette nella pentola e cuocere, scoperto, a fuoco medio per 30 minuti.

Aggiustare di condimento a piacere.

Versare la zuppa in 4 ciotole e guarnire con il coriandolo.

Zuppa Di Zucca Al Coriandolo

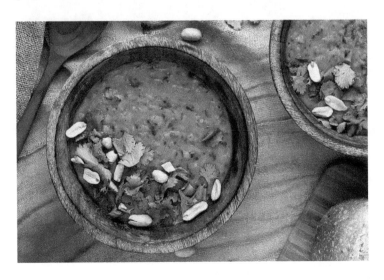

Porzioni: 4
Tempo di cottura: 15 minuti
Ingredienti:

1 cucchiaio di olio di cocco
1 cipolla bianca media, tagliata a dadini
1 cucchiaino di noce moscata macinata
1 cucchiaino di paprika
sale e pepe nero macinato
2 tazze di latte di cocco in scatola
3 tazze di zucca in scatola
5 tazze di brodo di pollo
1/2 tazza di coriandolo fresco tritato, diviso
1/2 tazza di pinoli tritati per guarnire

Indicazioni:

Fate sciogliere il grasso in una casseruola a fuoco medio e poi aggiungete la cipolla e fate rosolare per qualche minuto. Aggiungere la paprika, la noce moscata e un pizzico di sale e pepe e cuocere per altri due minuti.

Aggiungere il latte di cocco, la zucca e il brodo in una pentola e mescolare bene.

Portare a ebollizione a fuoco medio e poi cuocere a fuoco lento per circa 10 minuti, mescolando spesso.

Togli la zuppa dal fuoco e frulla fino a ottenere una purea. Regola i condimenti a piacere.

Aggiungi metà del coriandolo e mescola.

Dividere la zuppa tra i piatti e guarnire con coriandolo e pinoli prima di servire.

Zuppa Di Fagiolini

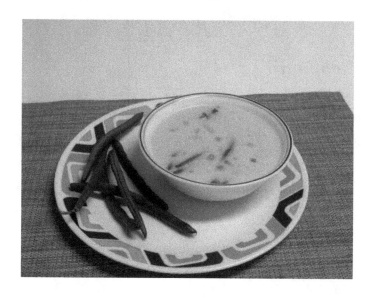

Porzioni: 4
Tempo di cottura: 35 minuti
Ingredienti:

1 cucchiaio di burro non salato
1 cipolla bianca media, tagliata a dadini
1 cucchiaio di aglio tritato
sale marino fino e pepe nero macinato
1 stecca di cannella
2 foglie di alloro
1 tazza di sedano a dadini
4 carote grandi, tagliate a cubetti
5 tazze di brodo di pollo
3 zucchine medie

1 libbra di fagiolini, tagliati
3 cucchiai di concentrato di pomodoro
1 tazza di prezzemolo fresco tritato per guarnire

Indicazioni:

Sciogliere il grasso in una casseruola a fuoco medio aggiungere la cipolla e far rosolare per circa 2 minuti. Aggiungere l'aglio, il sale e il pepe, la cannella e le foglie di alloro mescolando per 2 minuti. Aggiungere il sedano e le carote e rosolare il composto per altri 2 minuti.

Aggiungere il brodo di pollo e portare a ebollizione e cuocere a fuoco lento per circa 20 minuti ..

Tagliate le zucchine in quarti nel senso della lunghezza, poi a metà trasversalmente.

Aggiungere le zucchine, i fagiolini e il concentrato di pomodoro e mescolare per incorporare la pasta. Cuocere a fuoco lento la zuppa, scoperta, finché i fagiolini non saranno morbidi, circa 10 minuti.

Togliere dal fuoco e regolare i condimenti a piacere. Rimuovere la stecca di cannella e le foglie di alloro, versare in ciotole, guarnire con il prezzemolo e gustare.

Zuppa Di Cipolle Caramellata

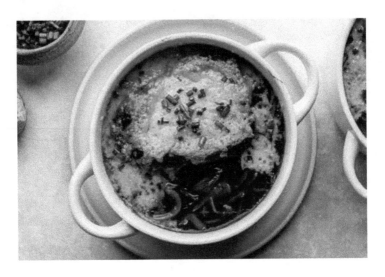

Porzioni: 4
Tempo di cottura: 35 minuti
Ingredienti:

10 cipolle bianche medie
2 cucchiai di burro non salato
sale marino fino e pepe nero macinato
1/2 cucchiaino di foglie di timo essiccate
4 tazze di brodo di manzo
2 foglie di alloro
1/4 tazza di aceto di mele
4 once di parmigiano grattugiato, per guarnire

Indicazioni:

Affetta le cipolle a rondelle.
Sciogliere il grasso a fuoco medio in una pentola.
Aggiungere le cipolle, un pizzico di sale e pepe e il timo. Cuocere le cipolle fino a doratura, circa 20-22 minuti, mescolando spesso.
Aggiungere il brodo di carne e le foglie di alloro e portare il liquido a ebollizione a fuoco medio.
Raschiare il fondo della pentola per liberare eventuali pezzetti di cipolla dorati.
Cuocere il brodo di cipolla per altri 20 minuti, scoperto.
Aggiungere l'aceto e un altro pizzico di sale e pepe.
Lascia sobbollire la zuppa fino a quando tutti i sapori si combinano, circa altri 10 minuti.
Se si utilizza il parmigiano, accendere la griglia al massimo e rivestire una teglia con carta da forno.
Posizionare il formaggio sulla teglia foderata in tumuli da 2 pollici. Grigliare il formaggio in forno per 2 o 3 minuti, fino a doratura.
Rimuovere i monticelli di formaggio croccante dalla carta forno e lasciarli raffreddare per 5 minuti su una gratella.

Dividi la zuppa in 4 ciotole. Mettere sopra le cialde di formaggio croccanti, se lo si desidera.

PIATTI PALEO

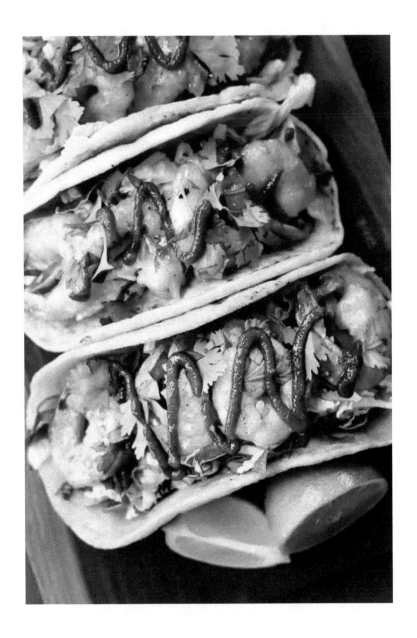

Tajine di pollo e olive

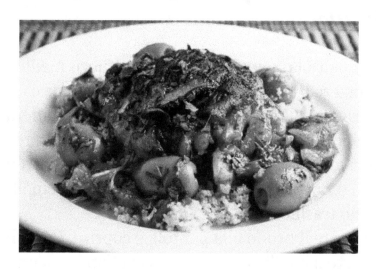

Porzioni: 4
Tempo di cottura: 50 minuti
Ingredienti:

1 cucchiaio di burro, burro chiarificato o olio di cocco
1 pollo intero (5 libbre), tagliato in 8-10 pezzi
sale marino fino e pepe nero macinato
1 pizzico di zafferano
1 cucchiaio di cumino macinato
1 cipolla bianca media, tagliata a dadini
1 cucchiaino di aglio tritato
4 tazze di brodo di pollo
2 tazze di olive verdi snocciolate
3 carote medie, tagliate a cerchi di 1/4 di pollice
1 limone

1/2 tazza di coriandolo fresco tritato per guarnire

Indicazioni:

In una pentola, sciogliere il grasso a fuoco medio. Aggiungere il pollo e un pizzico di sale e pepe e cuocere per 10 minuti. Condire il pollo con zafferano e cumino e continuare a rosolare per 2 minuti.
Aggiungere la cipolla e l'aglio e rosolare per altri 2 minuti o finché il pollo non sarà dorato e le cipolle saranno traslucide.
Aggiungere il brodo alla pentola e coprire. Porta il composto a ebollizione e abbassa la fiamma a una temperatura medio-bassa.
Rimuovere il coperchio e cuocere a fuoco lento per 25 minuti.
Mentre il pollo cuoce a fuoco lento, porta a ebollizione una casseruola di 4 tazze d'acqua. Mettere le olive nell'acqua e far bollire per circa 5 minuti, quindi scolare.
Aggiungere le olive e le carote al pollo e cuocere per altri 20 minuti, o fino a quando le carote sono tenere.
Tagliare a metà il limone, se lo si utilizza, e spremerlo sul piatto finito prima di servire.
Affetta l'altra metà sottilmente. Servire il pollo con la salsa, le fette di limone e il coriandolo.

Spiedini Di Pollo Salati

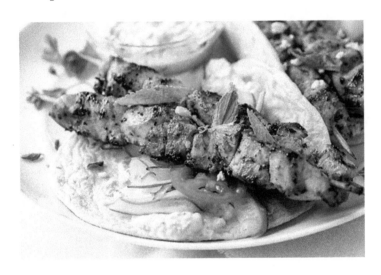

Porzioni: 4
Tempo di cottura: 15 minuti
Ingredienti:

1/4 tazza di olio extravergine di oliva
1 cipolla bianca media, tritata finemente
2 cucchiaini di aglio tritato
2 cucchiai di succo di limone
1 cucchiaino di paprika
1 pizzico di zafferano
sale marino fino e pepe nero macinato
1/4 di tazza di coriandolo fresco tritato
2 peperoni rossi, privati dei semi e tagliati a pezzi
1 cipolla rossa media, tagliata a pezzi

1 libbra di petto di pollo disossato
1 cucchiaio di burro

Indicazioni:

In una grande ciotola di plastica, mescola l'olio
d'oliva, la cipolla bianca, l'aglio, il succo di limone, la
paprika, lo zafferano, il sale e il pepe e il coriandolo e
mescola per unire.

Aggiungere i peperoni, la cipolla rossa e il pollo nella
ciotola e ricoprire bene con la marinata. Per il
massimo del sapore, marinare il pollo, coperto, in
frigorifero per un massimo di 8 ore.

Preriscalda una bistecchiera a fuoco medio-alto. Se si
utilizzano spiedini di legno, immergerli per 15 minuti
in acqua per evitare che si brucino.

Togli il composto di pollo dal frigorifero. Mettere i
pezzi di pollo su spiedini di legno o di metallo,
alternandoli con i peperoni e la cipolla rossa.
Spennellare la griglia o la bistecchiera con il grasso
sciolto.

Cuocere gli spiedini per 5 minuti su un lato, quindi
girarli e ripetere per altri 5 minuti, o finché non
saranno dorati e il pollo sarà cotto.

Pollo Brasato allo Zafferano

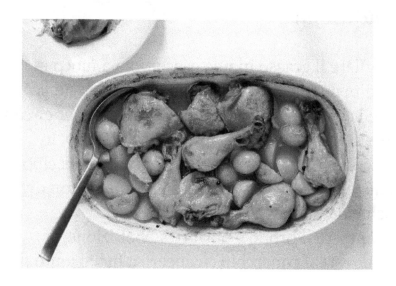

Porzioni: 4
Tempo di cottura: 50 minuti
Ingredienti:

1 cucchiaio di burro chiarificato
1 pollo intero, tagliato in 8 pezzi
sale marino fino e pepe nero macinato
1 cucchiaio di paprika
1 pizzico di zafferano
2 cucchiaini di zenzero macinato
2 cucchiaini di cumino macinato
1 cipolla bianca media, tagliata a dadini
2 cucchiaini di aglio tritato
4 tazze di brodo di pollo
2 cucchiai di coriandolo fresco tritato

2 cucchiai di prezzemolo fresco tritato

Indicazioni:

Sciogliere il grasso in una casseruola a fuoco medio.
Condite il pollo con sale e pepe, versatelo nella
padella e fatelo rosolare completamente per circa 10
minuti. Cospargere la paprika, lo zafferano, lo
zenzero e il cumino sul pollo. Aggiungere la cipolla e
l'aglio e rosolare fino a quando la cipolla non diventa
traslucida per circa 5 minuti.
Aggiungere il brodo e portare a ebollizione.
Rimuovere il coperchio e cuocere a fuoco lento per 40
minuti.
Accendi il forno e posiziona una griglia nella
posizione più alta.
Rimuovere il pollo dalla padella e metterlo in una
pirofila da 9x13 pollici.
Griglia il pollo in forno per 5 minuti per rendere la
pelle croccante.
Mescola il coriandolo e il prezzemolo nella salsa.
Impiattare il pollo e coprirlo con la salsa.

Cosce di pollo ripiene di agnello

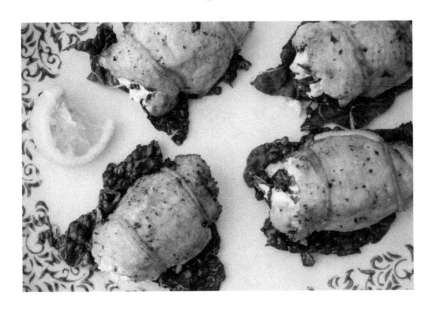

Porzioni: 4
Tempo di cottura: 35 minuti
Ingredienti:

PER IL RIPIENO
1 libbra di agnello macinato
2 cucchiaini di aglio tritato
1 cucchiaino di cumino macinato
1 cucchiaino di paprika
1/4 di tazza di coriandolo fresco tritato
1 uovo grande, sbattuto
sale marino fino e pepe nero macinato

PER IL POLLO

1 cucchiaino di cumino macinato
1 cucchiaino di paprika
sale marino fino e pepe nero macinato
Cosce di pollo disossate da 1 libbra
1 cucchiaio di olio di cocco

Indicazioni:

Preriscalda il forno a 350 ° F.
Mescola gli ingredienti per il ripieno in una ciotola
capiente. Lascia riposare il ripieno per 10 minuti per
far sì che abbia un buon sapore.
Prepara il pollo:
In una piccola ciotola di plastica, mescola il cumino,
la paprika e un pizzico di sale e pepe. Condire le cosce
di pollo su entrambi i lati con la miscela di spezie.
Metti le cosce di pollo tra due pezzi di pergamena e
pestale con un batticarne fino a ottenere uno spessore
di 1/4 di pollice e uniforme. Metti circa 1/4 di tazza
della miscela per il ripieno al centro di ogni pezzo di
pollo.
Arrotolare il pollo intorno al ripieno fino a formare
un cilindro. Avvolgere il filo di cottura intorno al
rotolo più volte e legare per fissarlo.

In una padella adatta al forno, sciogli il grasso a fuoco medio-alto. Rosola il pollo per 20 secondi su ogni lato. Metti la padella nel forno e inforna per 30 minuti o fino a doratura.

Bistecca di Manzo con salsa ai Funghi

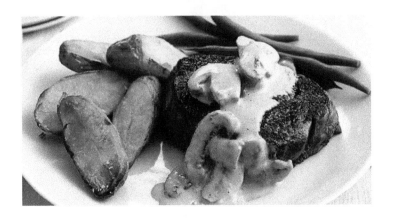

Porzioni: 4
Tempo di cottura: 45 minuti
Ingredienti:

PER LA SALSA
2 cucchiai di burro non salato
2 cucchiai di scalogno tritato
2 cucchiaini di aglio tritato
1 libbra di funghi, affettati
1 cucchiaio di concentrato di pomodoro
1 cucchiaino di cumino macinato
3 tazze di brodo di manzo

PER LE BISTECCHE
4 bistecche di controfiletto, temperatura ambiente
sale marino fino e pepe nero macinato
1 cucchiaio di burro non salato
1 tazza di prezzemolo fresco tritato, per guarnire

Indicazioni:

La salsa:
Sciogliere il grasso in una casseruola a fuoco medio.
Aggiungere lo scalogno e l'aglio nella casseruola e
rosolare per 3 minuti, mescolando continuamente.
Aggiungere i funghi e continuare a mescolare per
circa 3 minuti.
Aggiungere il concentrato di pomodoro, il cumino e il
brodo di manzo. Abbassare la fiamma a un livello
medio-basso e cuocere a fuoco lento per 30 minuti.
Togli la casseruola dal fuoco e copri per tenerla al
caldo.
Quando la salsa è quasi cotta, preriscalda il forno a
350 ° F.
Preparare le bistecche: condire abbondantemente le
bistecche con sale e pepe e
preriscaldare una grande padella in ghisa o una
bistecchiera adatta al forno a fuoco medio-alto fino a
quando non è molto caldo, circa 2 minuti. Versare il
grasso di cottura e inclinare brevemente la padella
per assicurarsi che sia ricoperta di grasso. Aggiungere

le bistecche nella padella e rosolare la carne da un lato per 30 secondi, quindi capovolgere e rosolare l'altro lato.

Trasferisci la padella in forno per 3 minuti a temperatura media o finché la bistecca non sarà cotta. Lascia riposare le bistecche su un piatto per 5 minuti prima di servire.

Completare le bistecche con la salsa di funghi e guarnire con prezzemolo per servire.

Filetto marinato con salsa bernese

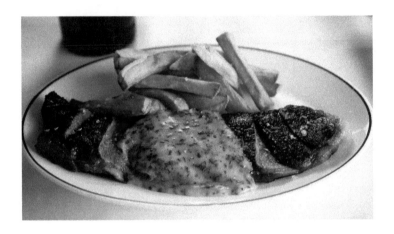

Porzioni: 4
Tempo di cottura: 45 minuti
Ingredienti:

2 cucchiai di succo di limone
1/2 tazza di olio extravergine d'oliva
2 cucchiai di timo fresco
sale marino fino e pepe nero macinato
1 cucchiaio di burro, burro chiarificato o olio di cocco
4 filetti di mignon
1 ricetta salsa bernese
2 cucchiai di prezzemolo fresco tritato, per guarnire

Indicazioni:

Mescolare il succo di limone, l'olio d'oliva, il timo e un pizzico di sale e pepe, quindi versare il composto sulle bistecche. Marinare le bistecche per un massimo di 2 ore in frigorifero.

Circa 20 minuti prima di cuocere le bistecche, toglile dalla marinata, asciugale tamponando e lascia che raggiungano la temperatura ambiente.

Preriscalda una bistecchiera o una padella di ghisa a fuoco medio-alto fino a quando non sarà molto calda, da 3 a 5 minuti. Aggiungere il grasso e farlo sciogliere.

Mettere le bistecche nella padella e cuocere per 3-4 minuti su ogni lato per cottura media o fino a quando la bistecca è cotta alla temperatura preferita.

Trasferisci le bistecche in un piatto da portata e lasciale riposare per 2 minuti prima di tagliarle.

Servire con la salsa bernese e guarnire con il prezzemolo.

Tajine di agnello e verdure

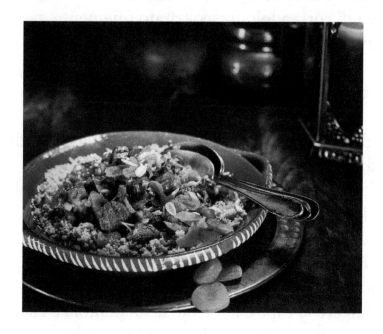

Porzioni: 4
Tempo di cottura: 45 minuti
Ingredienti:

1 cucchiaio di burro non salato
2 o 2 1/2 libbre di carne di agnello o di manzo in umido
sale marino fino e pepe nero macinato
1 cipolla bianca media, tagliata a dadini
2 cucchiaini di cannella in polvere
6 tazze di brodo di manzo
1 cucchiaio di pomodoro
2 rape medie

2 carote medie, tagliate a pezzetti
2 zucchine medie, tagliate a pezzetti
1 tazza di coriandolo fresco tritato finemente, per
guarnire

Indicazioni:

Sciogliere il grasso in una casseruola a fuoco medio.
Condite l'agnello con sale e pepe, quindi fatelo
rosolare per qualche minuto. Aggiungere la cipolla, il
sale, il pepe e la cannella e cuocere per 4 minuti,
aggiungere il brodo e il pomodoro, coprire e portare a
ebollizione e cuocere a fuoco lento per circa 30
minuti.
Aggiungere le rape e le carote nella pentola e cuocere
per 5 minuti poi versarvi le zucchine e cuocere per
altri 5 minuti, o fino a quando tutte le verdure
saranno morbide.
Guarnire con il coriandolo per servire.

Cosciotto di agnello al rosmarino

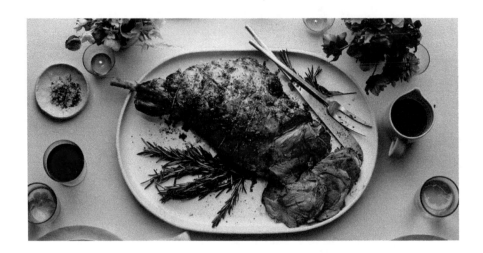

Porzioni: 4
Tempo di cottura: 60 minuti
Ingredienti:

1/2 tazza di rosmarino essiccato
sale marino fino e pepe nero macinato
1 tazza di senape di Digione
1 cosciotto d'agnello con osso

Indicazioni:

Mettere il rosmarino essiccato in un macinino da caffè o da spezie e frullare fino a ottenere una polvere fine.

Mescolare il rosmarino, un grosso pizzico di sale e pepe e la senape in una piccola ciotola per fare una marinata. Mettete l'agnello in una grande pirofila. Distribuire la marinata su tutta la parte esterna dell'agnello, ricoprendolo uniformemente.

Mettere l'agnello a marinare in frigorifero per qualche ora.

Accendi il forno per cuocere alla griglia. Mettere l'agnello nel forno per rosolare la parte superiore per 5 minuti, quindi capovolgere e ripetere. Abbassare la temperatura a 320 ° F e cuocere l'agnello per 1 ora, o fino a quando la temperatura interna non raggiunge 160 ° F, per una carne ben cotta.

Manzo e Carciofi

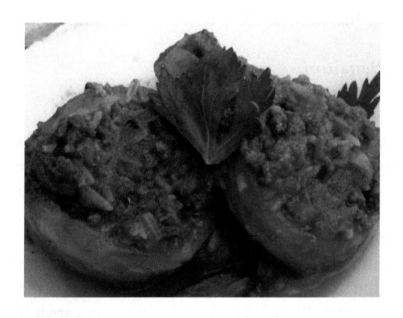

Porzioni: 4
Tempo di cottura: 60 minuti
Ingredienti:

1 cucchiaio di burro non salato
1 libbra di carne di manzo in umido
sale e pepe nero macinato
1 cipolla bianca media, tagliata a dadini
2 foglie di alloro
2 bastoncini di cannella
4 tazze di brodo di manzo
1 libbra di carne macinata
1/4 tazza di prezzemolo fresco tritato

4 tazze di cuori di carciofi congelati, scongelati e scolati

2 cucchiai di coriandolo fresco tritato per guarnire

Indicazioni:

Sciogliere il grasso in una padella a fuoco medio. Condire la carne dello spezzatino di manzo con sale e pepe e rosolare su ogni lato per 3 minuti. Condire la carne con sale e pepe. Aggiungere la cipolla e cuocere per 2 minuti. Aggiungere le foglie di alloro e le stecche di cannella nella pentola e rosolare per 1 minuto in più.

Aggiungere il brodo alla pentola, coprire e portare a ebollizione. Rimuovere il coperchio e cuocere a fuoco lento per 35 minuti.

In una grande ciotola di plastica, mescolare la carne macinata con qualche pizzico generoso di sale e pepe e il prezzemolo, formare delle polpette da 1 pollice e metterle nella pentola e cuocere per 5 minuti.

Roll-up di salmone e granchio

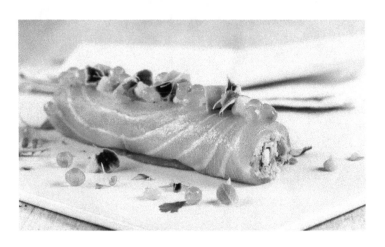

Porzioni: 4
Tempo di cottura: 0 minuti
Ingredienti:

12 once di polpa di granchio cotta
1/4 tazza di erba cipollina fresca tritata (circa 1 mazzetto), divisa
1/2 tazza di peperone rosso tagliato a dadini
1/2 tazza di sedano a dadini
1 cucchiaino di paprika
sale marino fino e pepe nero macinato
2 cucchiai di succo di limone
1/2 tazza di Aioli
12 once di salmone affumicato, affettato sottilmente
1 limone, tagliato a spicchi, per servire

Indicazioni:

Scolare la polpa di granchio e sminuzzarla con le dita. In una ciotola media, mescola il granchio con metà dell'erba cipollina, il peperone, il sedano, la paprika, il sale e il pepe e il succo di limone. Aggiungere la salsa aioli alla miscela di granchio e mescolare fino a quando non sarà ben amalgamata. Regola i condimenti a piacere.

Metti una fetta di salmone delle dimensioni del tuo palmo su un piatto. Potrebbe essere necessario posizionare alcuni pezzi da un capo all'altro per ottenere una fetta abbastanza grande da poter essere arrotolata.

Metti una pallina di polpa di granchio condita al centro del salmone e arrotolala con cura. Ripeti fino a quando l'insalata di granchio e il salmone saranno esauriti. Completare gli involtini di salmone con il resto dell'erba cipollina e servire con spicchi di limone.

Insalata di gamberetti Fattoush

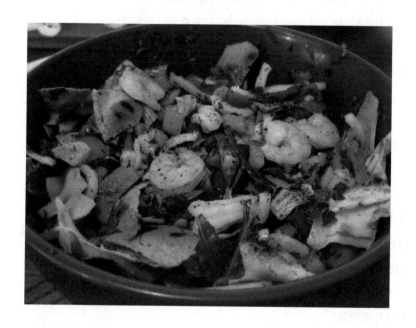

Porzioni: 4
Tempo di cottura: 10 minuti
Ingredienti:

PER LA CONDIMENTO
1/4 tazza di olio extravergine di oliva
2 cucchiai di succo di limone
sale e pepe nero macinato qb

PER L'INSALATA
1 tazza di olive Kalamata snocciolate

1 tazza di pomodorini, tagliati a metà
1 cetriolo grande, privato dei semi e tagliato a dadini
8 tazze di lattuga romana tritata
1/4 tazza di menta fresca tritata
1⁄4 di tazza di coriandolo fresco tritato
1 ricetta gamberetti al limone e aglio
1/4 tazza di feta sbriciolata
6 cracker al coriandolo

Indicazioni:

Sbatti gli ingredienti del condimento in una piccola
ciotola di plastica.
Unisci le olive, i pomodori, il cetriolo, la lattuga, la
menta e il coriandolo in una grande ciotola.
Condisci l'insalata con il condimento finché non è ben
ricoperta.
Dividete l'insalata in 4 piatti e guarnite le insalate con
i gamberi e la feta, se usate. Cospargere con i cracker
sbriciolati, se utilizzati, e servire.

Insalata di mare

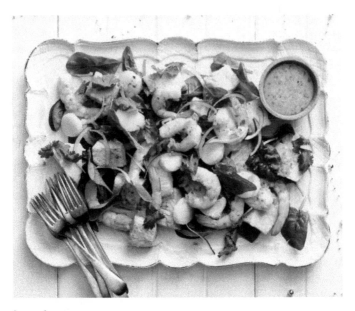

Porzioni: 4
Tempo di cottura: 10 minuti
Ingredienti:

PER LA CONDIMENTO
1/4 tazza di olio extravergine di oliva
2 cucchiai di succo di limone
Sale e pepe a piacere

PER L'INSALATA
4 uova grandi
4 pomodori Roma, tagliati in quarti
2 cespi di lattuga romana
1/2 tazza di olive nere snocciolate
6 filetti di acciughe

2 cucchiai di capperi, sciacquati e scolati
2 cucchiaini di aglio tritato
1 ricetta gamberetti al limone e aglio
1 tazza di peperoni rossi arrostiti affettati sottilmente
2 cucchiai di coriandolo fresco tritato

Indicazioni:

In una piccola ciotola di plastica, sbatti l'olio d'oliva,
il succo di limone, il sale e il pepe in una piccola
ciotola.
Mettete le uova in una pentola con acqua e portate a
ebollizione a fuoco medio-alto. Non appena l'acqua
raggiunge il bollore, togli la pentola dal fuoco e lascia
le uova nella casseruola per 3/4 minuti, quindi metti
le uova sotto l'acqua corrente fredda. Una volta
raffreddate, sbucciate le uova e tagliatele.
Disporre le uova e i pomodori in modo uniforme
attorno ai bordi dei 4 piatti - condire con sale e pepe.
Metti la lattuga, le olive, le acciughe, i capperi, l'aglio,
i gamberi, il peperoncino e il coriandolo in una
ciotola.
Versare il condimento sopra e mescolare per ricoprire
uniformemente.
Disporre l'insalata condita su un piatto da portata per
servire.

Torte Di Sardine

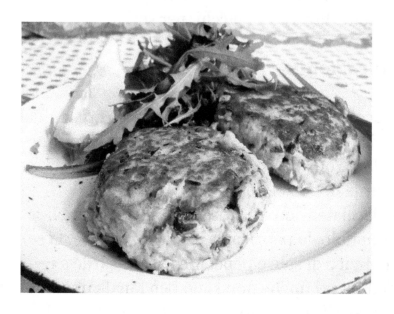

Porzioni: 4
Tempo di cottura: 10 minuti
Ingredienti:

1/4 tazza di farina di cocco
1/4 tazza di farina di mandorle sbollentate
sale marino fino e pepe nero macinato
3 lattine di sarde selvatiche, confezionate in olio
d'oliva
2 cucchiai di coriandolo fresco tritato
2 cucchiaini di paprika
1 cucchiaino di scorza di limone grattugiata
1 cucchiaio di senape di Digione

3 uova grandi, sbattute

1/4 di olio di cocco

1/4 di tazza di Aioli, per servire

1 limone, tagliato a spicchi, per servire

Indicazioni:

Mescolare le farine di cocco e mandorle con qualche pizzico di sale e pepe in una ciotola poco profonda. Scolare l'olio o l'acqua dai barattoli di sarde e mettere le sarde in una ciotola.

Schiacciateli con una forchetta. Aggiungere il coriandolo, la paprika, la scorza di limone, la senape e un pizzico di sale e pepe. Mescola le sarde e i condimenti finché non sono ben amalgamati.

Formare il composto di sarde in 4 polpette di dimensioni uguali. Trascina le polpette nelle uova, poi nella miscela di farina, ricoprendo entrambi i lati. Scuotere con cura la farina in eccesso e adagiarla su un piatto.

Sciogliere il grasso in un'ampia padella a fuoco medio. Aggiungere le polpette nella padella e friggere per circa 5 minuti, fino a doratura. Girare con una schiumarola e cuocere per altri 5 minuti o fino a doratura.

Lasciate sgocciolare le polpette su carta assorbente per qualche minuto. Servire con la salsa aioli e spicchi di limone.

Insalata di sardine con capperi e olive

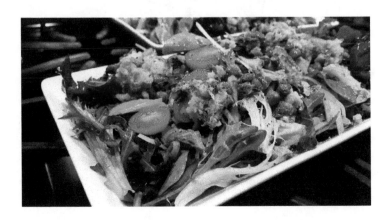

Porzioni: 4
Tempo di cottura: 10 minuti
Ingredienti:

3 lattine di sarde confezionate in olio d'oliva o acqua,
sale e pepe
2 cucchiai di capperi, sciacquati e scolati
1/4 tazza di cipolla rossa a dadini
1/4 tazza di olive verdi a fette
1/4 tazza di succo di limone (2 limoni)
2 cucchiai di olio extravergine d'oliva
4 tazze di lattuga romana a fette
1 tazza di pomodorini, tagliati a metà

Indicazioni:

In una ciotola di plastica media, schiaccia le sarde con una forchetta.

Aggiungere sale e pepe, i capperi, la cipolla, le olive, il succo di limone e l'olio d'oliva nella ciotola e mescolare.

Disporre la lattuga e i pomodori su 2 piatti e guarnire con una pallina di insalata di sarde.

Spiedini Di Pesce

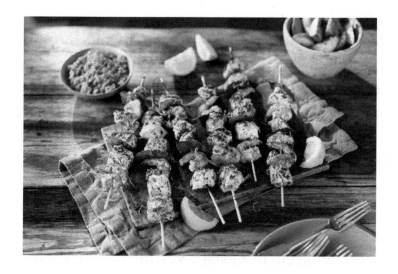

Porzioni: 4
Tempo di cottura: 10 minuti
Ingredienti:

1 cucchiaio di aglio tritato

2 cucchiaini di paprika

1 pizzico di zafferano

sale marino fino e pepe nero macinato

1/3 di tazza di prezzemolo fresco tritato

2 cucchiai di olio extravergine d'oliva

1/4 tazza di succo di limone

12 gamberetti medi, pelati e sgusciati

12 capesante di mare secche grandi

2 peperoni, di qualsiasi colore, tagliati a pezzetti

1 cipolla rossa media, tagliata a pezzetti
1 cucchiaio di burro, burro chiarificato o olio di cocco

Indicazioni:

In una ciotola unire l'aglio, la paprika, lo zafferano,
un pizzico di sale e pepe, il prezzemolo, l'olio d'oliva e
il succo di limone. Aggiungere i frutti di mare, il
peperone e la cipolla e mescolare fino a rivestire con
la marinata.
Mettere la miscela in frigorifero a marinare per un
massimo di 1 ora.
Se si utilizzano spiedini di legno, lasciarli a bagno per
10 minuti.
Prendi la miscela di pesce e verdure dal frigorifero e
infila i pezzi su spiedini di legno o di metallo,
alternando le verdure ei frutti di mare.
Preriscalda il forno a 350 ° F. Sciogliere il grasso in
una bistecchiera a fuoco medio-alto. Rosolare gli
spiedini per 1 minuto su ciascun lato.
Metti la padella nel forno e cuoci per altri 3-5 minuti,
finché i frutti di mare non sono cotti.

Torte Di Patate Dolci

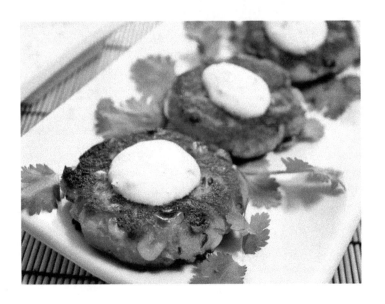

Porzioni: 4
Tempo di cottura: 10 minuti
Ingredienti:

4 patate dolci medie
1/2 tazza di farina di cocco
1 cucchiaino di paprika
2 cucchiaini di cumino macinato
1 cucchiaino di pepe di Caienna
sale marino fino e pepe nero macinato
2 uova grandi, sbattute
1 tazza di coriandolo fresco tritato
1/4 tazza di olio di cocco

Indicazioni:

Preriscalda il forno a 350 ° F.

Cuoci le patate dolci per 1 ora.

Lasciar raffreddare, quindi rimuovere la pelle. Metti le patate dolci cotte in una grande ciotola di plastica. In una piccola ciotola, usa una forchetta per mescolare insieme la farina di cocco, la paprika, il cumino, il pepe di Cayenna, un pizzico di sale e pepe, le uova e il coriandolo.

Versare il composto di uova nella ciotola con le patate dolci e mescolare bene.

Formare le patate dolci in 6 polpette di dimensioni uguali.

Sciogliere il grasso in una padella a fuoco medio. Aggiungere le polpette e cuocere per 4 minuti su ciascun lato fino a doratura. Le torte saranno croccanti all'esterno e morbide al centro quando saranno cotte.

Guarnire con coriandolo per servire.

Insalata di patate finte

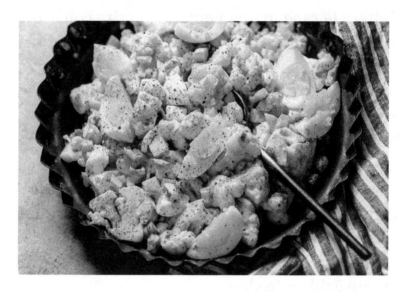

Porzioni: 4
Tempo di cottura: 10 minuti
Ingredienti:

8 rape medie (circa 2 libbre), sbucciate e tagliate a
pezzetti
sale e pepe
1/4 tazza di Aioli
1 cucchiaino di senape secca
2 cucchiai di aceto di mele
1/2 tazza di foglie di coriandolo fresco, tritate
1 cipolla rossa media, tritata (facoltativa)

Indicazioni:

Mettere le rape in una pentola, coprire con acqua e portare a ebollizione. Lessare le rape fino a quando diventano teneri, circa 20 minuti.

Trasferisci le rape in una ciotola e lascia raffreddare per 5 minuti.

Prepara il condimento: in una piccola ciotola, mescola un pizzico di sale e pepe e l'aioli, la senape secca, l'aceto e il coriandolo.

Aggiungere la cipolla rossa, se usata, nella ciotola delle rape. Aggiungere il condimento e mescolare bene per ricoprire.

Servire caldo o freddo.

PALEO DESSERT

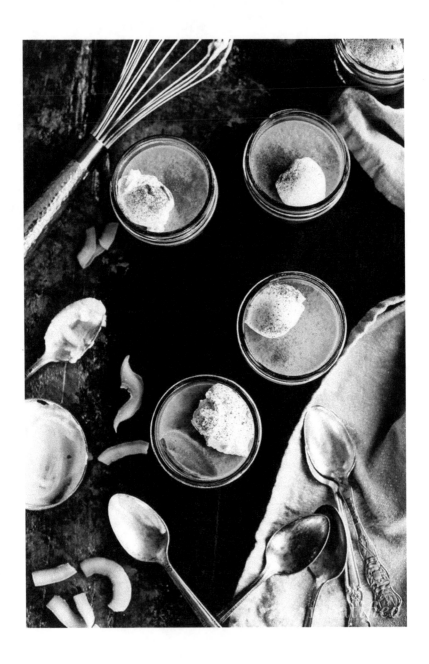

Biscotti al pistacchio e cioccolato

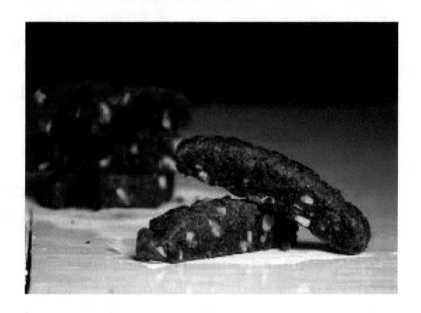

Porzioni: 4
Tempo di cottura: 20 minuti
Ingredienti:

1 1/2 tazza di farina di mandorle sbollentata
1/2 tazza di farina di cocco
3 cucchiai di cacao in polvere
1/2 cucchiaino di bicarbonato di sodio
1/4 cucchiaino di sale marino
1 cucchiaino di estratto di vaniglia
3/4 tazza di miele
1/2 tazza di pistacchi crudi tritati grossolanamente

Indicazioni:

Foderare una teglia con carta da forno e riscaldare il forno a 350F.

Mettere la farina di mandorle, la farina di cocco, il cacao in polvere, il bicarbonato di sodio e il sale in un robot da cucina e frullare. Aggiungere l'estratto di vaniglia e il miele a filo. Continua a far funzionare il robot da cucina finché non si forma una miscela densa e pastosa.

Trasferisci l'impasto dal mixer in una ciotola media. Lavorare i pistacchi nell'impasto con una spatola oa mano.

Posizionare l'impasto sulla teglia preparata. Formare un rettangolo piatto di spessore non superiore a 1 pollice.

Infornate l'impasto per 15 minuti e spegnete il forno. Lasciate raffreddare i biscotti per 30 minuti in forno, quindi sfornate e lasciate raffreddare per altri 10 minuti.

Taglia i biscotti a fette spesse 1 pollice e gira le fette sui lati, distanziate di 1 pollice l'una dall'altra.

Riscalda il forno fino a 350 ° F. Rimettere i biscotti a fette in forno per 5 minuti per renderli croccanti.

Tartufi Tahini Al Cioccolato

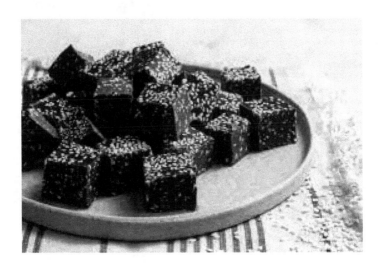

Porzioni: 4
Tempo di cottura: 20 minuti
Ingredienti:

2 once di cioccolato da forno non zuccherato (100%
cacao), tritato grossolanamente
1/4 tazza di burro di cocco o manna
2 cucchiai di tahini
2 cucchiai di latte di cocco intero in scatola
3 cucchiai di miele
1/2 tazza di cocco grattugiato

Indicazioni:

Impostare una doppia caldaia con 2 tazze di acqua a fuoco medio. Se non hai una doppia caldaia, usa una ciotola di vetro resistente al calore sopra una casseruola piena di poche tazze d'acqua, assicurandoti che l'acqua non tocchi il fondo della ciotola. Sciogliere il cioccolato a bagnomaria. Aggiungere il burro di cocco, il tahini, il latte di cocco e il miele al cioccolato, mescolando continuamente. Quando gli ingredienti saranno sciolti e amalgamati togliete la ciotola dal fuoco e mettete in frigorifero per 1 ora.

Usando le mani, forma la miscela di cioccolato freddo in palline da 1 pollice e arrotolale nel cocco grattugiato o guarnisci con le mandorle a scaglie, se lo usi.

Mettere su un piatto da portata e servire o raffreddare fino al momento di mangiare.

Questi tartufi si conservano in frigorifero per 1 settimana.

Macaroons al cocco

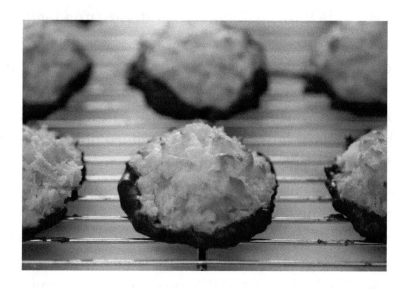

Porzioni: 4
Tempo di cottura: 20 minuti
Ingredienti:

4 albumi grandi, temperatura ambiente
1/4 cucchiaino di sale marino fino
semi raschiati di 1 baccello di vaniglia
1 cucchiaino di cannella in polvere
1/4 tazza di zucchero di canna biologico
3 tazze di cocco grattugiato non zuccherato
1 ricetta Salsa al cioccolato

Indicazioni:

Preriscalda il forno a 325 ° F. Foderare una teglia con carta da forno.

Montare a mano gli albumi fino a formare delle punte di media durezza.

Sbatti il sale, i semi di vaniglia e la cannella negli albumi. Sbatti lentamente lo zucchero nella miscela di albume, 1 cucchiaio alla volta.

Incorporare con cura il cocco grattugiato, a poco a poco, con una spatola.

Versare la pastella sulla teglia in 2 cucchiai da tavola.

Cuocere i biscotti per 15 minuti, finché non saranno dorati. Togli i biscotti dal forno e mettili su una griglia.

Lasciate raffreddare i biscotti per 10 minuti, poi immergeteli nella salsa al cioccolato. Mettere ogni biscotto intinto su pergamena per 5 minuti per consentire al cioccolato di solidificarsi prima di servire.

Pane alla banana con mandorle

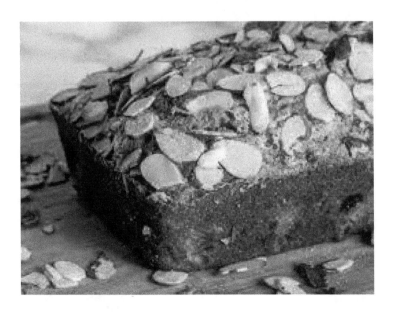

Porzioni: 4
Tempo di cottura: 20 minuti
Ingredienti:

Olio di cocco per ungere
1/2 tazza di salsa di mele biologica
3/4 tazza di miele grezzo
1 cucchiaino di cannella in polvere
2 uova sbattute
2 1/3 tazze di banane troppo mature schiacciate
2 tazze di farina di mandorle
1 cucchiaino di bicarbonato di sodio

1/4 cucchiaino di sale marino non raffinato
3/4 di tazza di mandorle noci, tritate

Indicazioni:

Preriscaldare il forno a 330 F. Ungere leggermente
una teglia da pane da 9x5 pollici con olio di cocco.
Sbatti insieme la salsa di mele, il miele e la cannella
in una ciotola media.
Mescolare le uova e le banane schiacciate fino a
quando non sono ben amalgamate.
Unisci la farina di mandorle, il bicarbonato di sodio e
il sale in un'altra ciotola.
Versare il composto di banana nella miscela di farina,
quindi incorporare le mandorle tritate; mescolare
fino a quando non è ben amalgamato. Versare la
pastella nella teglia.
Cuocere per 1 ora o fino a quando uno stuzzicadenti
inserito al centro della pagnotta risulta pulito.
Lasciate raffreddare, affettate e servite.

Brownies allo zenzero

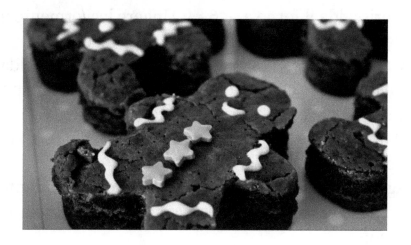

Porzioni: 4
Tempo di cottura: 20 minuti
Ingredienti:

1/3 di tazza di olio di cocco, sciolto
1/2 tazza di cacao, setacciata
6 uova
1/2 tazza di miele grezzo
1 cucchiaino di puro estratto di vaniglia
100 g di cioccolato fondente
1/2 tazza di farina di cocco
1 cucchiaino di noce moscata grattugiata fresca
1 cucchiaio di zenzero fresco, tritato
Olio di cocco per ungere

Indicazioni:

Preriscalda il forno a 356 ° f. Ungere leggermente una teglia da forno da 10x10 pollici con olio di cocco.

Metti una casseruola media a fuoco basso. Riscaldare l'olio di cocco e il cacao nella padella; mescolare per unire. Togliere dal fuoco e mettere da parte.

Sbatti insieme le uova, il miele e la vaniglia in una ciotola.

Aggiungere la miscela di cacao, cioccolato fondente, farina di cocco, zenzero e noce moscata; mescolare bene.

Cuocere per 30 minuti, o fino a quando uno stuzzicadenti inserito al centro non risulta pulito o con solo poche briciole attaccate.

Raffreddare, tagliare a quadratini e servire.

Biscotti Al Cioccolato E Menta

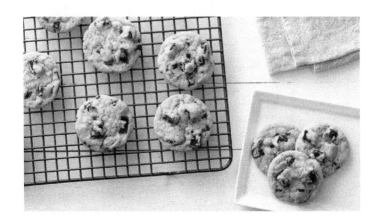

Porzioni: 4
Tempo di cottura: 20 minuti
Ingredienti:

1 tazza di farina di mandorle

1/8 cucchiaino di sale marino non raffinato

1/8 cucchiaino di bicarbonato di sodio

1/4 tazza di cioccolato fondente, tritato (70% -90% di cacao)

3 cucchiai di olio di cocco, sciolto

2 cucchiai di miele grezzo

1 cucchiaio di puro latte di cocco

1 cucchiaio di estratto di menta puro

1 cucchiaino di estratto di mandorle

Indicazioni:

Preriscaldare il forno a 320 F. Foderare una teglia con carta da forno.
Unisci la farina di mandorle, il sale, il bicarbonato di sodio e il cioccolato fondente in una ciotola media.
Sbatti insieme olio di cocco, miele, latte di cocco, menta
estratto e l'estratto di mandorle in una piccola ciotola.
Versare la miscela bagnata sulla miscela secca.
Riempi un cucchiaio o una paletta per biscotti con la pastella. Raccogliere la pastella e farla cadere a 2 pollici di distanza su una teglia da forno preparata e premere leggermente verso il basso al centro.
Cuocere per 15 minuti o finché non si solidificano.
Raffredda e conserva i biscotti in un barattolo ben coperto.

Gelato Alla Banana Al Cioccolato

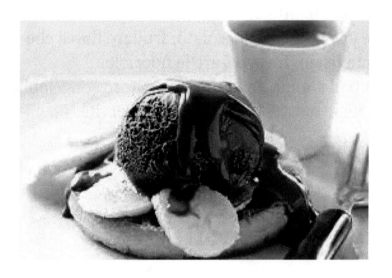

Porzioni: 4
Tempo di cottura: 20 minuti
Ingredienti:

6 banane mature, sbucciate, affettate e poi congelate
1 tazza di puro latte di cocco
1/4 tazza di burro di mandorle
2 cucchiai di miele grezzo
1/2 tazza di cioccolato fondente grattugiato
1/2 tazza di nocciole a fette

Indicazioni:

Mettere le banane nel robot da cucina o nel frullatore
e frullare per 15 secondi.
Mescolare il latte di cocco, il burro di mandorle, il
miele e le gocce di cioccolato; frullare fino a che
diventa liscio. Incorporare le nocciole.
Versare il composto in un contenitore congelabile
Mettete in congelatore per 1 ora e servite.

Torta di pesche e mirtilli

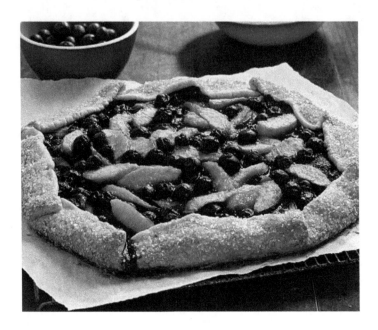

Porzioni: 4
Tempo di cottura: 45 minuti
Ingredienti:

4 tazze di pesche fresche, sbucciate, private del torsolo e affettate
1 tazza di mirtilli
1 tazza di noci pecan tritate
3 cucchiai di farina di mandorle
1/2 tazza di miele grezzo
1 cucchiaino di puro estratto di vaniglia
1 cucchiaino di cannella in polvere
Torta a doppia crosta senza glutine da 9 pollici

2 cucchiai di burro di latte crudo nutrito con erba, ammorbidito e tagliato a pezzi

Indicazioni:

Preriscaldare il forno a 400 F.
Metti le pesche, i mirtilli e le noci pecan in una grande ciotola.
Unire la farina di mandorle, il miele, la vaniglia e la cannella, quindi mescolare insieme alla miscela di frutta.
Foderare un piatto da torta da 10 pollici con la crosta di torta inferiore. Aggiungere il composto di frutta e cospargere di burro. Stendere la crosta rimanente sulla parte superiore e sigillare i bordi.
Infornate per 45 minuti.

Torta di frutta

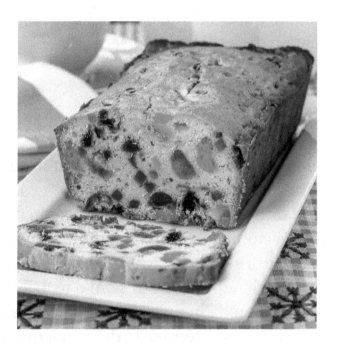

Porzioni: 4
Tempo di cottura: 45 minuti
Ingredienti:

1 1/2 tazza di farina di nocciole
1/2 cucchiaino di bicarbonato di sodio
1/2 cucchiaino di sale marino non raffinato
1 tazza di noci pecan, tritate
1/2 tazza di mirtilli rossi secchi, tritati
1/2 tazza di uvetta
1/2 tazza di albicocche secche, tritate
4 uova allevate al pascolo e ruspanti

2 cucchiai di olio di semi d'uva
1 cucchiaio di miele grezzo
1 cucchiaio di puro estratto di vaniglia
1/2 cucchiaio di cannella in polvere
Olio di cocco per ungere

Indicazioni:

Preriscalda il forno a 350°F. Ungere 2 mini stampi per pagnotte con olio di cocco.
Mescola la farina di nocciole, il bicarbonato di sodio e il sale in una ciotola capiente. Aggiungere le noci pecan e la frutta secca.
Sbatti insieme le uova, l'olio di semi d'uva, il miele, la vaniglia e la cannella in un'altra ciotola. Versare il composto di uova sul composto di farina, quindi mescolare bene.
Versare la pastella nelle teglie.
Cuocere le torte alla frutta per 20-30 minuti. Lasciate raffreddare, affettate e servite.

Conclusioni

La Paleo è davvero una delle migliori diete di sempre perché

sono facili da seguire e le ricette sono facili da preparare.

Naturalmente, sono molto efficaci per coloro che vogliono

perdere peso in modo veloce, costante ed equilibrato.

Spero che questo libro oltre ad avervi fatto perdere

peso, ti abbia aiutato a migliorati anche sotto l'aspetto culinario.

Grazie per avermi scelto, e se volete ci vediamo

al prossimo libro....

Erika Lombardi

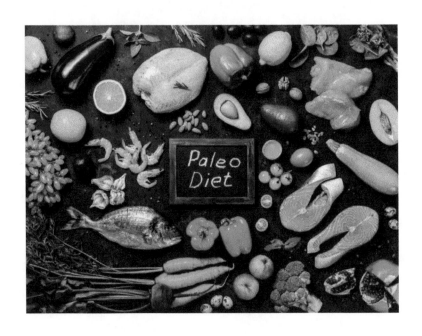

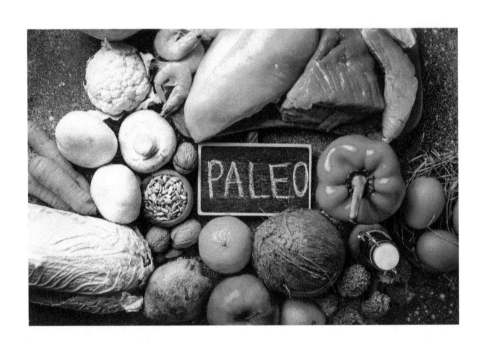